Au profit d'une œuvre de philanthropie et de bienfai-
sance en faveur des Ouvriers malades et nécessiteux.

————

On est prié de faire parvenir au plus tôt son offrande,
quelque minime qu'elle soit, *franco*, à M. BERCHOUD,
Officier en retraite, au Boulingrin (maison vᵉ Byla).

PROGRÈS

DE

L'HOMOEOPATHIE,

PAR

M. F. PRADÈRE,

MÉDECIN HOMOEOPATHE,

RÉCEMMENT ARRIVÉ DE PARIS.

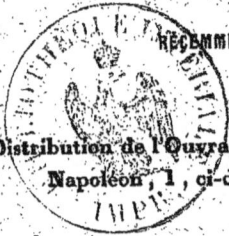

Distribution de l'Ouvrage, chez le Concierge, place Louis-
Napoléon, 1, ci-devant Lafayette, à Toulouse.

Au profit d'une Œuvre philanthropique.

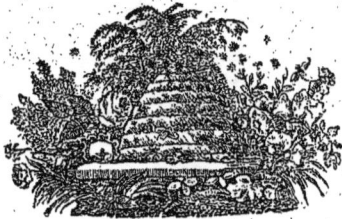

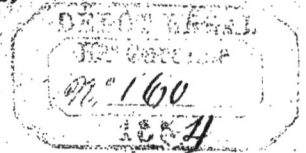

TOULOUSE,

IMPRIMERIE DE FROMENT FILS,

Rue Louis-Napoléon, 15.

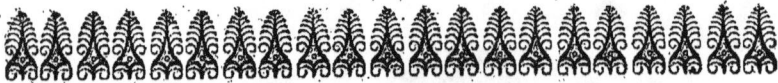

PROGRÈS DE L'HOMŒOPATHIE.

PRÉAMBULE.

Cet opuscule est destiné à mettre le public au courant des progrès de la médecine homœopathique, à l'éclairer sur tout ce qui a été dit pour et contre elle, à lui faire connaître ses succès étonnants et nombreux, à mettre son esprit à même de porter un jugement sain sur cette doctrine nouvelle.

Le public sincère sera notre juge; lui seul peut être impartial. Que lui demandons-nous d'ailleurs? d'examiner, de se rendre à l'évidence des faits, si les faits lui présentent ce caractère, de se soustraire un moment à l'influence des préjugés, de fermer l'oreille aux mensongères insinuations exploitées par l'intérêt personnel ; qu'il prononce avec son sens droit et sa haute raison entre nos adversaires et nous; nous attendons sans crainte ; nous sommes fort de notre droit et de notre conscience ; et si la justice et la justesse de l'appréciation rendent hommage à la vérité que proclama Hahnemann, nous serons récompensés de nos efforts, heureux et fiers d'avoir apporté notre pierre à l'édifice. Un mot encore avant d'entrer en matière.

Il semble que la faiblesse humaine soit prédestinée à méconnaître d'abord les grandes vérités. La vérité est une, immuable, elle émane de Dieu. On dirait que notre pauvre humanité ne peut la saisir. Dès qu'elle apparaît, son éclat éblouit nos regards ; comme le soleil, on ne saurait la regarder en face. Toute invention, toute découverte qui dépasse notre vue courte et bornée est frappée d'anathème. La parole même du Christ a subi cette triste nécessité. Toute doctrine a ses apôtres, mais elle a ses martyrs. L'histoire est là qui parle plus haut que toute dissertation : Vésale, Galilée, Christophe Colomb, Harvey, Fulton, Jouffroy, Jenner et tant d'autres, semblent une protestation vivante contre ce dénigrement opposé par la routine à l'esprit d'innovation, disons mieux, au génie; et cependant de siècle en siècle elle est vraie cette pensée :

> Et quoi que fasse le grand homme,
> Il n'est grand homme qu'à sa mort.

Oui, mais trop tard, le plus souvent il faut mourir le désespoir dans l'âme, la pitié dans le cœur. Il faut se frapper le front et dire en expirant: Et pourtant il y avait là quelque chose.

Heureusement la vérité fait sa route; reprise en sous œuvre, le germe est fécondé : il se développe, et de tardives statues n'avertissent pas même les hommes, revenus d'une erreur, qu'ils doivent, au moins, se prémunir contre de nouvelles et aveugles préventions.

Hahnemann a subi le sort commun réservé à ces génies, l'honneur et la gloire de l'humanité; lui aussi il a eu ses détracteurs et ses statues, sa doctrine persécutée, ses apôtres traités de visionnaires ou d'insensés, et pourtant

> Le Dieu parcourant sa carrière,
> Verse des torrents de lumière
> Sur ces obscurs blasphémateurs !

Hélas ! nous sommes contraints de raisonner sur ce sujet avant de discuter ; car faut-il bien, avant tout, arriver à persuader notre lecteur; qu'il veuille bien être froid, impassible et ne pas imiter, le croirait-on? l'Académie.

Nous respectons les individualités ; nous qui demandons l'impartialité pour nous, la refuserions-nous à autrui ? Non certes. Mais on en conviendra, l'Académie ne semble-t-elle pas tout exprès la réunion de l'élite des savants pour faire jaillir à peu près de son sein les décisions les plus injustes ! Mon Dieu ! point de paradoxe. L'humaine nature est ainsi faite, et l'Académie appartient à la nature humaine. Vous n'êtes pas académicien, vous n'avez pas droit de bourgeoisie. Hors de l'Académie, point de salut. Mais brisons là-dessus.

La question que je soulève est toute palpitante d'intérêt et d'actualité, question grave, sérieuse et de la plus haute importance, s'il en fut une. Il ne s'agit rien moins que du rétablissement de la santé et de la conservation de la vie des hommes. A ce titre, elle mérite de fixer notre attention au suprême degré. Livrons-nous donc corps et âme à de profondes études ; recherchons bien soigneusement la vérité, qui ne nous fera pas défaut, et, loin de la tourner en ridicule, sachons noblement sacrifier nos intérêts particuliers aux intérêts généraux. Je ne me dissimule pas la difficulté de la tâche que je m'impose, en présence de tant d'objections plus ou moins sérieuses, de raisonnements plus spécieux que vrais, et surtout tant de mauvaise foi, disons le mot. Elle sera d'autant plus difficile que nos adversaires sont plus nombreux et plus acharnés. La critique mesquine et partiale de quelques esprits oisifs et tracassiers ne pourra paralyser les élans de notre âme, à soutenir et à défendre une cause si belle et si intéressante pour l'humanité. Non, elle ne pourra arrêter la puissante impulsion donnée à la science naissante.

Je ne serai pas long pour ne pas fatiguer la patience du lecteur, et pour être sûr d'être lu d'un bout à l'autre. Je m'appliquerai à ne pas me servir des mots techniques de la science pour être compris de tout le monde.

Histoire de l'Homœopathie et sa définition.

L'Homœopathie n'est pas une invention moderne. Cette méthode avait été entrevue dès les temps les plus reculés. Le père de la médecine dit, dans un passage grec : « Les semblables sont guéris par les semblables. » Et ailleurs : « La maladie vient par des semblables et guérit en lui opposant des semblables. » Il ne pouvait, je crois, mieux caractériser cette loi fort simple d'ailleurs et fondée sur la nature elle-même. Mais il fallait le génie et le courage d'Hahnemann pour oser prendre cette généreuse initiative ; pour s'emparer de cette heureuse idée, la féconder, la développer, lui donner le caractère de la nouveauté et oser braver tous les préjugés de l'époque.

Il faut tenir compte de tout. Du temps d'Hippocrate, l'on connaissait un petit nombre de médicaments, pris parmi les végétaux. Les préparations métalliques étaient alors inconnues. On ne pouvait donc pas, comme aujourd'hui, rendre pratique par l'expérimentation cette belle loi des semblables dont le génie d'Hippocrate avait soupçonné l'existence.

Le professeur Bouchardat nous apprend, dans son formulaire, « qu'il y a près de 400 ans, un homme d'un puissant génie, celui qui a laissé peut-être les traces les plus nombreuses de son passage dans la thérapeutique, Théophraste Paracelse s'insurgeait, avec cette verve inépuisable qui le caractérisait, contre les principes dominant des écoles: *Contraria contrariis curantur;* il proclamait que ce dogme est faux dans un grand nombre de circonstances; que le principe opposé: *Similia similibus curantur,* conduisait aux applications les plus fécondes. C'est lui qui introduisit dans la thérapeutique l'usage des préparations métalliques, inusitées jusqu'alors, et qui deviennent indispensables pour un grand nombre de maladies dont on ne pourrait venir à bout par la spécificité de leur caractère. Sauf quelques produits importants dont la découverte de l'Amérique et les recherches des chimistes ont enrichi la médecine, que fesons-nous de mieux aujourd'hui? Les plus belles découvertes de la médecine remontent au temps de Paracelse et reconnaissent pour point de départ le principe de l'Homœopathie. Cette médication, pour citer Bouchardat lui-même, dont on commence maintenant à reconnaître l'importance, est appelée à dominer la thérapeutique des affections chroniques. »

Le célèbre professeur qui tient ce langage, ajoute que l'honneur de l'invention n'appartient pas à Paracelse, mais à Hippocrate. Si, depuis Théophraste, l'Homœopathie n'a pas suivi une marche progressive, c'est que son essor ne pouvait qu'être faible dans un siècle de barbarie et que les allopathes se servaient avantageusement d'elle, sans lui donner un nom spécial, sauf sa posologie infinitésimale.

Les choses en étaient là, lorsqu'à la fin du siècle dernier se rencontra un homme d'un esprit élevé et transcendant, envoyé par la providence, non pour sauver le genre humain mais pour atténuer une partie des maux auxquels il est en proie, et pour conserver le plus grand et le plus précieux trésor de la vie, la santé.

Hahnemann, après avoir étudié la médecine, telle qu'on l'enseigne encore aujourd'hui, dégoûté du peu d'har-

monie qui règne entre les préceptes de l'art et la pratique ;
voyant, en outre, les systèmes des écoles qui se combattent
(l'une étant spiritualiste, l'autre matérialiste, une troisième
éclectique), abandonna la médecine. Il répugnait à sa conscience d'exercer une profession aussi délicate, exigeant tant
de responsabilité, parce qu'il ne trouvait qu'incertitude
dans cet art. Un de ses enfants tomba malade. Il le soigna
avec succès d'après des vues nouvelles qu'il avait conçues. Ses
autres enfants furent successivement malades et traités
d'après ce nouveau mode. Ses amis l'appelèrent auprès d'eux.
Il eut recours aux mêmes moyens. Le succès justifia ses pré-
visions. Ils répandirent aussitôt avec empressement la bonne
nouvelle.

Hahnemann ne tarda pas à voir un grand nombre de disciples l'entourer de leur estime et de leur respect. Dans le
cours de ses études médicales, son esprit avait été frappé,
en différentes occasions, de la similitude de certaines maladies avec la reproduction de ces mêmes maladies, à l'aide de
tel ou tel médicament ; des rapports intimes existant dans
les symptômes d'une maladie avec les effets provoqués sur un
sujet en bonne santé, au moyen de certains médicaments. Il
se livra alors à de profondes et sérieuses réflexions sur les diverses observations recueillies, et fit de nombreuses expériences sur lui-même, en parcourant les trois règnes de la
nature. Après avoir essayé successivement et méthodiquement de tous les agents thérapeutiques et constaté soigneusement les effets produits par chacun d'eux, il put s'expliquer
comment la médecine ordinaire se sert avec tant d'avanta-
ges de quelques spécifiques qu'elle possède et qu'elle doit à
l'empirisme. Elle applique, dans ce cas, le principe homœopathique : *similia*....., sauf les doses considérables qu'emploie l'allopathie. Hahnemann put conclure qu'on avait suivi
jusqu'alors un système inverse et que le petit nombre de
principes constants et en harmonie avec la pratique, appar-
tiennent à l'Homœopathie. Partant, il put avancer que le
principe, *contraria*..., était entaché d'erreur, sous le point
de vue pratique. Il prit pour point de départ le principe
diamétralement opposé, *similia*...... Ainsi, au lieu d'appliquer le chaud au froid et le froid au chaud, il appliqua le

chaud au chaud et le froid au froid. Personne n'ignore les graves inconvénients qui résulteraient de l'application du chaud sur une partie du corps gelée. La gangrène en serait immédiatement la triste conséquence, non obstant la douleur insupportable endurée par le patient. L'allopathie veut que l'on applique sur les brûlures légères un corps frais. On perçoit sur le champ une sensation agréable, mais perfide. La réaction arrive avec d'autant plus d'intensité que le corps appliqué aura été plus frais. Tout le monde sait les réactions brûlantes qui suivent une friction faite avec de la neige.

Hahnemann, après avoir vu ses nombreuses expériences couronnées du plus brillant succès, chercha à se rendre compte des résultats qu'il obtenait. Il en attribue la cause à l'action médicamenteuse se substituant à l'action morbide et remplaçant une maladie durable par une autre plus fugitive. Après lui, d'autres médecins prétendent qu'il s'opère une perturbation salutaire dans l'économie malade. D'autres encore croient à une modification avantageuse, portée par le médicament dans l'organe malade. On a même parlé de localisation spécifique, etc. Quelle que soit la cause efficace, substitution, perturbation ou modification, peu importe au malade, pourvu qu'il guérisse. Le résultat, c'est la guérison. Voilà le point essentiel.

Cette invention admirable qui prit naissance à Leipsig, aura des résultats immenses dont les bienfaits doivent rejaillir sur l'humanité entière. Hahnemann ne tarda pas à annoncer sa nouvelle doctrine qui devait renverser de fond en comble l'ancienne. Alors le corps des savants s'émut; la vieille école jeta de hauts cris. Une grande révolution médicale en fut la conséquence. La conquête était facile. Mais la persécution inhérente à toute vérité naissante devait, comme toujours, exercer ici ses rigueurs. Cet inspiré de Dieu fut traité de philosophe rêveur, d'homme à systèmes. Il fut chassé de son pays avec tous ses disciples. Mais il continua la propagation de sa doctrine qui laissait partout de profondes traces, constatées par autant de bienfaits. Plus tard, en 1826, ceux qui l'avaient chassé de Leipzig, érigèrent solennellement, pour lui exprimer leur repentir et lui témoigner leur reconnaissance, une statue à Hahnemann,

au milieu des acclamations du peuple et d'un concours im-
mense de médecins, accourus de toutes parts pour rendre
hommage au vrai mérite.

Y a-t-il lieu de s'étonner de voir tant d'opiniâtreté, tant
de résistance et tant d'acharnement contre Hahnemann ?
Tous les grands hommes ne sont-ils pas voués à payer ce
tribut à l'injustice de leurs semblables ? L'Homœopathie devait avoir le sort de toutes les grandes découvertes : au début, incrédulité et persécution. C'est à l'Académie qu'il faut
en rendre grace. Cette savante et incompréhensible assem-
blée, qui a droit d'ailleurs à notre plus profond respect, pose
son sceau de désapprobation, quand même, à toute découverte, lorsqu'elle devrait humblement s'incliner et, saisie
d'admiration pour l'auteur, reconnaître la première et proclamer hautement la vérité qu'on a l'honneur de lui sou-
mettre. Il faut que le public plus juste vous contraigne à
sanctionner plus tard ce que vous avez désavoué. Les savants repoussent avec indignation les choses qu'on leur enseigne et qu'ils ignoraient. On dirait que l'Académie rougit
de son ignorance et voudrait étouffer au berceau tout ce
qu'il y a d'utile, de grand, de sublime qui ne sort pas de
son propre sein.

Discutez et objectez tant qu'il vous plaira, académiciens
et savants, mais que répondrez-vous à des faits ?

Qu'est-ce que l'Homœopathie ? La médecine homœopathique (ὁμοιος, semblable et πάθος, souffrance, maladie) est
une science par laquelle, une maladie étant donnée, on la
guérit, par doses infinitésimales, au moyen de médicaments
qui, administrés à l'état normal, détermineraient artificiellement une maladie semblable à celle que l'on traite. Deux
exemples suffiront : on sait que le soufre est le spécifique
des affections cutanées, le quinquina celui de la fièvre,
parce qu'en administrant le soufre à une personne saine, on
produit artificiellement des maladies de peau ; la fièvre à
une personne en parfaite santé, par l'administration du quinquina. Ainsi l'Homœopathie est la science des spécifiques
contre les maladies. Cette nouvelle médecine s'est élevée
au rang de science, tandis que l'ancienne n'est et ne sera
toujours qu'un art. La première devient, en effet, une loi

uniforme, fixe, certaine, invariable, expliquant tous les faits, au lieu de théories divergentes et contradictoires, d'hypothèses inadmissibles qui, chaque jour, sont reconnues pour être autant d'erreurs. C'est la véritable loi théorique et pratique, constamment en harmonie; au contraire, l'allopathie n'étant pas *une* ne peut constituer une science.

Unité et spécificité de l'Homœopathie.

Ces deux caractères qui distinguent essentiellement une doctrine de l'autre, nous conduisent à de bien grandes conséquences. Le traitement des médecins homœopathes est identique, celui des allopathes est on ne peut plus variable. Ceux-ci ne peuvent le plus souvent s'entendre sur la nature de la maladie, et presque jamais sur le mode de traitement. Appelez en consultation plusieurs médecins allopathes, ils seront chacun d'un avis différent, *tot capita, tot sensus.* Consultez tous les médecins homœopathes, ils vous ordonneront tous le même et un seul médicament pour telle maladie donnée. Les premiers s'adressent à une médication complexe, qui, par la simultanéité des effets produits selon la nature des médicaments, détruit leur action réciproque, ce qui prouve le doute et l'incertitude dans lesquels les place l'ancienne doctrine. Elle semble n'avoir fait que reculer au lieu d'avancer. Cette thérapeutique des allopathes, comme l'on voit, n'offre rien de stable, rien de positif. Le même médicament sera donné par eux dans une infinité de cas différents. Aussi ne blâmons pas Molière d'avoir déversé le ridicule sur les médecins. Il s'était aperçu du peu d'accord qui règne parmi eux et de la diversité de leurs opinions. Les hommes du monde réfléchis et surtout ceux qui se sont un peu occupés de médecine, ne manquent pas de voir le vide de l'art médical. Ceux qui voudront prendre la peine de lire les ouvrages de médecine homœopathique y verront, au contraire, l'harmonie qui règne entre la théorie et la pratique, l'unité absolue, en un mot, de la méthode que nous préconisons. De plus, tous nos médicaments sont spécifiques, tandis que l'allopathie en compte à peine quelques-uns dont nous revendiquons l'application homœopathique.

Préparation des Médicaments homœopathiques.

Pour bien préparer ces médicaments, les précautions les plus minutieuses sont de la plus stricte nécessité. Pour les plantes indigènes , on les récolte quand elles sont dans toute leur vigueur, et, après les avoir débarrassées de la terre et de toutes les impuretés qu'elles pourraient contenir; on en exprime le suc que l'on mélange avec parties égales d'alcool pur et parfaitement rectifié; au bout de quelques jours on décante le liquide, et par ce moyen on obtient la *teinture mère*. Pour les plantes exotiques, et qui nous viennent à l'état sec, on les contuse, on les met à macérer dans vingt parties d'alcool pur et rectifié. — Après plusieurs jours, on décante, et l'on obtient ainsi la *teinture mère*. A l'aide de ces *teintures mères* l'on obtient toutes les dilutions; à cet effet, l'on mélange une goutte de cette teinture avec cent gouttes d'alcool pour avoir la première dilution; une goutte de celle-ci avec cent gouttes d'alcool forme la deuxième dilution, après un nombre de succussions déterminées par Hahnemann. On continue ainsi jusqu'à la trentième dilution. Jenichen est arrivé à la 5000ᵉ dilution. Les minéraux, les produits chimiques et les substances insolubles dans l'alcool sont soumis à un autre mode de préparation. Il consiste à mélanger intimement et dans un mortier neuf, un grain (0,05) de la substance indiquée, avec 100 grains (5 gram.) de sucre de lait purifié; ce premier mélange est la première atténuation. On prend 0,05 de cette atténuation que l'on mélange avec 5 grammes de sucre de lait pour obtenir la deuxième atténuation. On continue ainsi l'opération jusqu'au nombre d'atténuations que l'on désire obtenir.

Inutile d'insister sur les préparations des médicaments homœopathiques que nous n'avons indiquées que d'une manière sommaire, pour en donner un aperçu à nos lecteurs, ces diverses opérations étant du ressort du pharmacien homœopathe.

Preuves de l'efficacité des doses Homœopathiques.

Un grand nombre de médecins allopathes ne veulent pas

admettre que des médicaments à doses homœopathiques aient
une action réelle sur l'économie animale. Il ne doit ni ne
peut y avoir de doute à cet égard. Il est facile à l'incrédule
de se convaincre lui-même du contraire par expérience.
Inutile de rapporter ici les différentes théories qu'on peut
lire ailleurs, pour expliquer cette action. C'est un fait acquis
aujourd'hui, incontestable, appuyé par un grand nombre
d'expériences *ad hoc*. Bien plus, Hahnemann et ses disciples
nous apprennent que l'on obtient par de faibles doses de
médicaments homœopathiques des résultats positifs qu'on ne
peut obtenir par des doses plus élevées. Celles-ci ne pouvant
être absorbées convenablement, et partant pénétrer dans les
tissus malades, restent sans effets. Ainsi la trentième dilution a réussi, quand la sixième avait échoué dans certains
cas. Nos adversaires ne pouvant nier le fait, l'attribuent à
l'imagination du malade. A cette objection, nous répondrons
par plusieurs arguments. D'abord, en changeant la nature
des médicaments, on voit naître des symptômes différents.
L'influence que le médecin homœopathe peut exercer sur
le moral du malade ne suffit pas, ce me semble, pour faire
évanouir une pneumonie, une peritonite, etc., et toutes les
maladies inflammatoires d'un caractère aigu dans lesquelles
l'imagination joue un rôle bien secondaire. Nous guérissons
des enfants d'un âge tendre de maladies graves dont les seuls
efforts de la nature ne peuvent triompher. Dira-t-on que nous
avons parlé à leur imagination? Qu'avez-vous à répondre
quand on vous dira que la médecine vétérinaire tire grand
parti de l'Homœopathie? — Que de choses en allopathie
sont employées à doses excessivement tenues ou qui affectent
l'économie. Le virus vaccin (voilà encore une des applications homœopathiques. Infecter l'économie d'un virus pour
le préserver d'un autre semblable, la variole.), le virus
méphitique, les miasmes des marais qui donnent des fièvres
intermittentes, les virus variolique et rubeolique, qui se
communiquent le plus souvent par les voies respiratoires ou
par simple contact d'une muqueuse avec l'air ambiant, sans
voir ni toucher l'infecté. Une lettre exportée d'un pays où
règne la peste la communique à un autre pays éloigné de
quelques mille lieues. Voici une observation digne d'intérêt:

on avait remarqué aux époques du choléra que les hiron-
delles disparaissaient régulièrement dès l'approche du fléau,
lorsqu'on ne soupçonnait pas encore sa présence. — Elles
rencontrent, sans doute, dans l'air quelque chose d'insolite
qui frappe désagréablement leurs organes délicats. Les chimistes n'ont pas manqué d'analyser soigneusement la consti-
tution atmosphérique du lieu. Qu'ont-ils trouvé? Exactement
les parties constituantes de l'air. Le principe morbide a
échappé à l'analyse.

Les vapeurs du rhus toxicodendron et l'ombre du mance-
nilier frappent de mort instantanément, comme la foudre,
l'imprudent ou l'ignorant qui s'approche d'eux. Respirez
l'essence de térébenthine, vos urines exhaleront l'odeur de
violette. Qui ignore qu'en plaçant un flacon d'acide prussique
sous le nez, l'on ne tombe pas à la renverse, comme foudroyé.
En Angleterre et aux États-Unis, on n'abat pas différemment les bœufs. Ceux qui ont eu l'occasion de sentir l'ellébore,
l'ipéca ou toute autre substance sternutatoire, savent très-
bien l'effet qu'elles produisent sur la muqueuse nasale. Pourquoi une dame d'une sensibilité exquise sentira-t-elle son
système nerveux désagréablement impressionné par le
parfum d'une fleur? Tel trouvera agréable ce qu'un autre
ne pourra souffrir. D'où vient que les fluides magnétique et
électrique agissent si puissamment sur le système nerveux?
Dernièrement je lisais dans le compte-rendu de l'Académie
de médecine de Paris les résultats d'expériences électro-
biologiques, par lesquelles on rend à volonté un sujet sourd,
muet, aveugle et paralysé successivement. Beaucoup de personnes auront peine à donner leur adhésion à de pareils faits.
Une personne intelligente et même spirituelle, n'ayant pas
une foi robuste, s'avisa de boire d'un seul trait une potion
de 125 gr. contenant quelques globules de nux vomica : des
vomissements atroces s'en suivirent immédiatement. Il fallut
avoir recours à un autre médicament pour les arrêter. — On
a soumis, dit-on, à l'analyse chimique, des globules homœopathiques, sans trouver trace du médicament que l'on recher-
chait. Cette assertion n'est pas un argument contre la doctrine. Le médicament n'échappe pas d'abord à la fine analyse, faite avec soin et précision. M. Devergie retrouve, à

l'aide de l'appareil de Marsh, la millionième partie d'un grain d'arsenic. La porcelaine se recouvre de taches arsenicales légères et pondérables. MM. Guibourg et Pétroz, en mettant une goutte de sublimé corrosif à la 15e dilution, ou quintillionième partie d'un grain, avec une faible quantité d'hydro-sulfate de soude, ont produit une légère couche opaque, présentant l'aspect d'une teinture noirâtre. Même résultat avec l'hydro-sulfate de soude et l'alcool pur. Le docteur Rummel, à l'aide du microscope solaire, aperçoit la décillionième partie d'un grain de substance médicamenteuse. Une quantité imperceptible de venin donne bien la mort. Fontana a déterminé qu'un millième de grain de venin suffit pour tuer un oiseau. Une goutte de sang sortie de la pustule maligne est en suffisante quantité pour communiquer cette horrible maladie à plus de 10,000 personnes. Le virus rabéique, variolique, syphilitique, psorique, malin, etc., le venin d'une vipère, la bave d'un chien hydrophobe, en quantité excessivement ténue, mis en contact avec une muqueuse, déterminent chez l'homme sain la maladie à laquelle appartient ce virus ou la mort. Que le chimiste le plus expert recherche dans le virus, le venin ou la bave, le principe morbide, il le trouvera moins encore que le médicament dans le globule homœopathique.

Expérimentation et précautions à prendre.

Ceux qui désirent faire l'essai des médicaments homœopathiques, à l'état normal ou de maladie, doivent s'imposer un régime et observer les précautions hygiéniques suivantes : d'abord tout médicament se prend à jeun, au moins une heure avant le repas ou trois heures après ; ne pas concentrer son attention sur un objet qui pourrait distraire ; s'observer avec soin, pas d'excès d'aucune sorte, pas d'épices, de salades, de fruits, de salaisons, de légumes venteux, de spiritueux, d'excitants, ni d'odeurs ; un régime doux et modéré.

Prendre quelques globules ou quelques gouttes de teinture à telle ou telle dilution dans 125 ou 150 grammes d'eau distillée, par cuillerées à café, une chaque heure. Doubler le lendemain la dose, la tripler le surlendemain ; et si l'on n'obtient pas de résultat marqué, prendre plusieurs doses le même jour jusqu'à ce que l'effet soit produit. Quelques personnes très-impressionnables, après l'ingestion d'un seul globule, ressentent immédiatement les effets du médicament; d'autres, au contraire (et nous avons remarqué que c'étaient ceux qui étaient peu aptes à recevoir le fluide magnétique) semblaient plus rebelles à l'action médicamenteuse. Une dose plus ou moins considérable devenait nécessaire en pareil cas pour déterminer des signes physiologiques. A l'état normal, l'économie est toujours sensiblement influencée par le médicament. Que le médecin qui désirera expérimenter sur lui-même tienne compte des moindres symptômes; qu'il interroge successivement tous les organes soumis à la vie animale et leurs différentes fonctions, la circulation du sang, la digestion, la sécrétion des urines, le degré de sensibilité, etc. etc. Chaque espèce de médicament donnera lieu à une série de symptômes variés. C'est l'étude approfondie de ces mêmes symptômes, produits chez un individu à l'état de santé qui doit fixer notre choix pour l'administration des médicaments dans l'état de maladie. Ces symptômes s'aggravent, quand on continue à donner le médicament pendant un temps trop considérable, ou l'on détermine une maladie artificielle, analogue à celle qui a existé. Les personnes qui expérimentent avec nos médicaments et dont l'estomac sécrète une quantité abondante de sucs gastriques, doivent prendre demi-heure avant l'administration du médicament, un peu d'eau fraîche. Sans cette précaution, la pureté du globule pourrait être altérée; le médicament serait modifié par l'acide.

Avantages de l'Homœopathie sur l'Allopathie.

L'Homœopathie avec sa spécificité et la vérité de sa doctrine a mille chances de guérison contre une. Elle agit presqu'avec certitude; l'allopathie avec une faible probabilité. L'Homœopathie se dit: appliquons ce spécifique contre telle maladie donnée, et la ferons évanouir. L'allopathe ne peut parler aussi positivement. Il tient un autre langage exprimant le doute, l'indécision : nous allons essayer de ce médicament; s'il ne réussit pas, nous nous adresserons à un autre.

Nous guérissons les maladies que les allopathes considèrent comme incurables. L'Homœopathie trouve dans ses ressources le moyen de triompher de la plupart d'entre elles. Le public sait très-bien aussi que la vieille médecine échoue très-souvent pour les maladies ordinaires guérissables. Mais le triomphe de la nouvelle médecine se manifeste surtout dans les maladies chroniques. Il faut le plus souvent un temps considérable pour les faire céder, et malheureusement le malade s'impatiente et préfère garder son affection plutôt que de continuer son traitement. Voici les maladies dont on est venu à bout par un traitement homœopathique bien ordonné et surtout bien suivi et pour lesquelles la vieille école reconnaît son impuissance : fièvre typhoïde, choléra, certaines paralysies, diabètes, ramollissement des os (mal de Pott) affections nerveuses, hystérie, épilepsie, attaques nerveuses, rhumatismes (les allopathes, sachant que par notre système, nous guérissons ces affections, disent aux malades qu'il est dangereux de les faire disparaître, *attendu que le rhumathisme peut remonter*, pour me servir de l'expression vulgaire. Nous comptons assez de guérisons radicales pour certifier le contraire), goutte, névralgies, gastralgies, gastrite chronique, sciatique, migraines, tumeurs blanches, hernies, ophtalmies rebelles, scrofules, palpitations de cœur, hydropisies, guérison de l'asthme ou grand soulagement selon la cause déterminante, fièvres les plus opiniâtres, constipations, dissenterie chronique, phthisie pulmonaire dans les deux premiers degrés (amélioration ou prolongation de la vie dans le troisième et dernier degré; on a vu même très-souvent des cicatrisations de cavernes. On restera incrédule, je le sais, quand il s'agira de la guérison de cette affection. Néanmoins le fait est exact. Les exemples pullulent dans la capitale où l'invention a eu lieu. On finira bien par y croire dans trente ans. Disons que le traitement est très-long), cataracte sans opération, avortement de toute espèce d'inflammation au début, plaies chroniques, maladies secrètes invétérées, affections cutanées, dartres, gale rebelle, teigne, etc., cancer, fleurs blanches, maladies des femmes et des enfants.

Dans l'Indoustan, on connaît un spécifique contre la rage. Dans la partie occidentale des États-Unis, vers les montagnes rocheuses, on neutralise le subtil venin des vipères, en faisant usage d'une décoction faite avec la racine d'un arbrisseau.

La Providence, dit un philosophe, n'a-t-elle pas mis le remède à côté du mal? Il ne faut donc pas s'étonner si la nouvelle médecine qui procède avec tant de méthode, parvient un jour à guérir toutes les maladies.

De plus, nos médicaments ont, en outre, un précieux avantage : ils sont agréables ou tout au moins insipides. La pharmacie allopathique possède certains produits d'une saveur tellement désagréable, que les malades se refusent à les prendre ; et souvent leur estomac rebuté ne peut les supporter. Combien de fois n'est-il pas arrivé aussi que des médicaments allopathiques ordonnés pour guérir une maladie en ont provoqué une autre ? C'est un danger que nous évitons par nos doses infiniment petites. Nous produisons, grace à eux, une réaction douce et lente, dont nous recueillons les bons effets ; tandis que nous remarquons presque toujours une aggravation fort désagréable des symptômes de la maladie par l'administration des doses allopathiques. Reconnaissons donc l'utilité de la dose infiniment petite. Nous signalerons encore un grave inconvénient dans la médecine ordinaire : quand elle a à combattre deux maladies différentes chez un même sujet, elle emploie un médicament pour triompher de l'une d'elles, mais ayant le désavantage d'aggraver l'autre. Nous n'avons pas à redouter de semblables effets.

Nos adversaires ont répandu de faux bruits sur le mode d'agir des médicaments homœopathiques : ainsi, les uns disent que c'est une panacée universelle ; d'autres, qu'ils sont très-énergiques, dangereux même ; d'autres encore, au contraire, et c'est le plus grand nombre, qu'ils sont sans efficacité. Laquelle de ces deux exagérations, faut-il accepter ? quelle mauvaise foi ! quelle déloyauté ! Mais c'est un crime de lèse-humanité que de calomnier ainsi et de chercher à faire avorter une science qui a fait et qui est appelée à faire tant de bien au genre humain ! Il ne s'agit rien moins, qu'on y prenne garde, que de la santé et de la vie des hommes.

Moi aussi j'ai été incrédule ; j'ai ri comme les autres des doses infinitésimales ; mais frappé bientôt par des faits qui

2

n'admettent pas d'objection, j'ai regardé de plus près ; j'ai
vu, j'ai étudié sérieusement, et la vérité ne m'a pas fait
défaut. Si j'étais incrédule, du moins j'étais sincère, et dès
que j'ai connu mon erreur, je me suis converti sans arrière-
pensée à la foi homœopathique ; tandis qu'un grand nombre
de médecins allopathes, convaincus de la bonté de notre méthode (car ils ne peuvent révoquer en doute l'évidence) font
tous leurs efforts pour détourner les esprits de la voie nouvelle dans laquelle bon nombre de désespérés ont recouvré un
doux soulagement à leurs maux ou même la santé. Interro-
gez-les vous-même. Ils vous diront qu'ils avaient épuisé les
ressources de la vieille doctrine, et qu'ils n'ont trouvé de
guérison que dans l'homœopathie. Néanmoins rendons justice
aux médecins de l'ancienne école qui, mettant leur amour-
propre de côté, nous adressent leurs malades pour être traités
homœopathiquement, quand ils ont reconnu leur impuissance, et distinguons-les soigneusement de ceux qui préfè-
rent laisser à leurs clients leurs infirmités se prolonger jusqu'à la fin, plutôt que de faire un léger sacrifice à leur amour-
propre. A chacun sa conscience.

Pourquoi la vieille médecine n'a pas fait un pas en avant
depuis les temps les plus reculés ? C'est à la défectuosité de
sa méthode qu'il faut en attribuer la cause. En effet, enle-
vez-lui ses moyens de dérivation et de révulsion, vous la
condamnez à l'impuissance. Et que fait-elle encore avec ces
moyens ? Déplacer momentanément une affection qui revient
aussitôt dès que la cause médicatrice cesse d'agir. Ceci est
constant pour les maladies chroniques. Quant aux maladies
aiguës, elles parcourent toutes leurs phases, et les seuls efforts
de la nature sont chargés de les conduire à bonne fin. Un de
ces moyens, c'est la saignée ! Quelle horrible invention !
Quel abus n'a-t-on pas fait de la lancette depuis le fameux
Brouissais, qui se fit à la fin traiter homœopathiquement ?
Comment peut-il se faire, nous dit Hahnemann, qu'une personne en santé, n'ayant conséquemment qu'une quantité nor-
male de sang, se trouverait dans quelques heures en avoir
plusieurs livres de trop, s'il survenait une pneumonie, sous
l'influence d'un refroidissement ? Il est plus naturel de faire
circuler dans l'économie ce sang qui congestionne les pou-

mons plutôt que de l'enlever. Vous affaiblissez considérablement le malade, sans détruire le stimulus, qui fait affluer ce liquide vers la poitrine. La convalescence sera longue ; le rétablissement difficile. Les organes languissent et peuvent s'affecter à leur tour. Dans une méningite (fièvre cérébrale), la saignée réussit-elle ? Les professeurs Andral et Gavaret nous apprennent dans leurs ouvrages que, dans toute inflammation, il n'y a qu'augmentation de fibrine, et que les saignées et la diète ne la feront pas diminuer, pas plus que l'inflammation. Vous avez diminué pour un instant la quantité de sang qui comprime le cerveau, mais la même quantité ne tarde pas à affluer aux dépens des autres parties du corps. Il faut, disent-ils, se garder d'ôter du sang pour empêcher la maladie de devenir chronique, et, en affaiblissant, disposer à d'autres affections. La maladie est un être qui a besoin d'une certaine vitalité pour poursuivre toute ses phases, et arriver à un issue favorable. Le principe vital est chargé de conduire à bonne fin la maladie, pourquoi donc l'énerver par des émissions sanguines qui ne peuvent détruire la cause de l'inflammation ? Que de médecins ont acquis de la célébrité, en permettant à certains malades de prendre une nourriture confortable, loin de les affaiblir par la diète !

M. Andral dit : « Plus les sujets sont affaiblis, plus ils sont prédisposés à contracter une inflammation. Le sang bouillonne, fait effervescence ; vous saignez, vous diminuez incontestablement la masse de ce liquide, mais vous n'enleverez pas la cause qui produit l'effervescence. Un bien momentané en résultera. Vous aurez placé votre malade dans des conditions plus mauvaises, une position plus critique. Vous diminuez les globules du sang, mais vous augmentez la fibrine qui se trouve déjà en excès. »

Gardons-nous d'énumérer et de chercher à réfuter tous les moyens qu'emploie la vieille école ; nous sortirions des limites que nous nous sommes tracées. Disons que l'allopathie est dans le vrai, quand elle s'adresse aux spécifiques, sauf la dose. Elle ne peut nier qu'elle fait alors des applications du principe homœopathique. En effet, elle donne le quinquina, ou son produit, la quinine, pour couper les accès de fièvre. A cette effervesence du sang, à ce feu qui consume lentement les organes de la vie, n'ajoute-t-elle pas pour l'éteindre une substance irritante ? Ce succédané à doses nombreuses, comme l'emploie l'ancienne doctrine, est tellement irritant qu'il détermine trop souvent des gastrites aiguës, qui passent bientôt à l'état chronique. Et Dieu sait alors les tourments que l'on endure et quelle est la triste conséquence de ses terribles effets. Ces doses énormes ne réussissent pas mieux pour cela. D'abord, les jours que le fiévreux ingère cette substance dans son estomac, il sent un redoublement d'accès. En est-il dédommagé plus tard ? Malheureusement la fièvre ne cède pas souvent par ce moyen, ou sa disparition est éphémère. Poursuivons l'énumération des spécifiques : Le soufre employé pour combattre les maladies de la peau, n'est-ce pas un irritant employé contre les parties enflammées ? Les préparations hydrargiriques sont-elles des calmants ? Le copahu, le cubèbe contre la blennorrhagie, sont-ce des calmants ? Le tartre stibié contre les pneumonies (méthode de Razori) est-ce un calmant ? L'iode contre les scrofules, le colchique contre les rhumatismes, l'acide arsénieux contre les affections squirrheuses, etc. etc., sont-ce là des calmants ? N'a-t-on pas toujours recours à une substance irritante pour combattre une inflammation *sui generis* ? Ainsi l'allopathie ne tient nul compte de son principe *contraria*..... quand elle s'adresse aux spécifiques. Elle ne fait alors que des applications homœopathiques. Aussi réussit-elle souvent par ce système. Mais elle réussirait presque toujours si les doses étaient infinitésimales.

Toutes les sciences tendent à se développer plus ou moins rapidement. La vieille médecine est toujours restée stationnaire depuis son début. Elle n'a suivi qu'une routine aveugle jusqu'à ce jour. Cet état de choses nous démontre clairement qu'il existe un grand vide dans l'art médical. Sa méthode est défectueuse. L'anatomie pathologique a bien éclairé le diagnostic de certaines maladies, mais, quant au traitement, elle n'a pas fait un pas en avant ; par contre, ce qui prouve la bonté de la doctrine que nous défendons, ce sont les progrès rapides qu'elle a fait dans le monde en si peu de temps. Ses prosélytes deviennent journellement plus nombreux. L'Homœopathie serait bien plus avancée encore si l'on se donnait la peine de l'étudier sérieusement. Il ne faut pas se le dissimuler, cette science est plus difficile qu'on ne se l'imagine dans ses applications. Ce n'est point après quelques essais infructueux que vous êtes autorisés à jeter le blâme et le ridicule sur cette science nouvelle. Non, il faut entendre différemment cette doctrine. Pour la comprendre, de profondes et sérieuses études sont nécessaires. Il faut s'armer de courage et de patience pour expérimenter successivement et méthodiquement sur soi-même, à l'état normal, avec tous les médicaments homœopathiques, afin d'en faire une application convenable et utile dans l'état de maladie. Qu'on ne nous rende donc pas responsables des fautes de l'inexpérience.

Progrès de l'Homœopathie.

On a voulu l'étouffer à son berceau ; mais elle a jeté un cri qui s'est fait entendre dans l'univers. Elle s'est avancée d'abord d'un pas timide ; mais ses succès et la persécution l'ont fait bientôt grandir avec une vigueur qui étonne et qui confond. Aujourd'hui les deux doctrines rivales sont en présence ; du choc de la discussion doit jaillir la vérité d'autant plus éclatante qu'elle aura été plus persécutée. Trente ans se sont à peine écoulés, et déjà cette doctrine s'est partout répandue. Voyons ce qu'elle est dans chaque pays.

Allemagne.

Par arrêté du 10 septembre 1830, la chambre des sénateurs de Leipsig autorise l'érection d'un hôpital homœopathique dans cette ville. Toutes les principautés d'Allemagne suivirent ce bel exemple. En 1841, le prince Henri de Saxe nomma Schwarts son médecin homœopathe. Toutes les autorités se font traiter d'après ce nouveau mode.

Prusse.

Par arrêté ministériel du 16 août 1841, le roi de Prusse fait construire un hôpital homœopathique, et nomme le docteur Agidi, son médecin homœopathe. Tous les états de ce royaume ont leurs hôpitaux, leurs cliniques, leurs chaires, leurs cours, leurs livres et leurs journaux homœopathiques.

Autriche.

L'Empereur avait d'abord interdit l'Homœopathie dans ses états, n'ayant consulté que des hommes intéressés en cause. Aujourd'hui, au contraire, il ordonne aux médecins de soigner homœopathiquement. Tous s'exécutent de bonne grace, ayant eux-mêmes reconnu l'efficacité de cette thérapeutique nouvelle.

Hongrie.

Par ordre de l'Empereur du 24 octobre 1844, érection d'un hôpital et création d'une chaire homœopathique, dans la capitale.

Sardaigne.

S. M. Charles Albert s'étant primitivement fait traiter allopathiquement, ne reçut aucun soulagement à son mal. Il s'adressa alors à la médecine homœopathique qui le guérit. On comprend que l'allopathie perdit énormément de son influence dans ce royaume.

Russie.

L'Empereur de Russie donna ses ordres au docteur Hermann à qui il donne le titre de général d'état-major, pour faire construire un hôpital militaire homœopathique à Tultschin, en Podolie. L'essai en fut si heureux qu'aujourd'hui on compte en Russie un très-grand nombre d'hôpitaux homœopathiques. L'empereur lui-même ne se fait pas soigner autrement que d'après les principes de la nouvelle doctrine.

Espagne et Portugal.

Les Reines de cette péninsule ont ordonné la création de chaires homœopathiques.

Angleterre.

Les Anglais qui sont toujours aux aguets quand il s'agit de découvertes, ont su apprécier celle-ci, et ont un regret, celui de ne pouvoir revendiquer l'honneur de l'invention. Chaque branche médicale, dans la faculté, compte son professeur. Qu'il soit dit, en passant, que l'Angleterre est le pays le plus avancé en homœopathie, après l'Allemagne. Docteurs Epps, professeur de matière médicale; Dudgeon, professeur de principes théoriques et pratiques; Henriques, professeur de clinique chirurgicale; Curie, professeur de clinique médicale. Plusieurs hôpitaux sont consacrés à l'exercice de cette médecine.

Ecosse.

Le professeur Anderson avait été forcé de donner sa démission pour avoir enseigné l'homœopathie, à Edimbourg. Aujourd'hui on l'a rappelé; et de grands honneurs lui sont accordés au sein même de cette faculté qui l'avait banni.

Presque tous les autres états de l'Europe possèdent leurs professeurs et leurs hôpitaux homœopathiques.

Etats-Unis.

On y compte autant de médecins homœopates qu'allopathes. En 1848, Washington, le sénat et la chambre des représentants décrétèrent une loi pour l'établissement d'un collége de médecine homœopathique, et créèrent l'Académie de médecine homœopathique du Nord de l'Amérique. On vient de construire à Philadelphie un superbe collége de médecine homœopathique. On y a reçu dernièrement 31 docteurs homœopathes. New-York et les autres villes principales ne sont pas moins avancées en progrès.

Brésil.

Il y a été fondé une faculté de médecine homœopathique, autorisée le 25 mars 1846. A Maranaho, on compte deux hôpitaux homœopathiques, la Charité et la Miséricorde.

Indes-Orientales.

On peut voir dans ces contrées plusieurs médecins homœopathes Anglais, Allemands, Hollandais, Espagnols, etc., qui y exercent leur profession avec de grands succès. Il y existe même plusieurs hôpitaux homœopathiques. A tout instant des voyageurs de long cours viennent nous apprendre qu'il s'est établi dans telle ou telle ville de ces pays lointains, un ou plusieurs médecins homœopathes. Dans mes voyages aux colonies Françaises, Espagnoles et Anglaises, j'en ai trouvé partout. Chaque localité en était pourvue.

Belgique.

Il n'y a pas long-temps qu'il s'éleva à l'Académie Royale de Médecine de Belgique une vive discussion au sujet de l'Homœopathie. MM. Varlez, Carlier et Dugniolle, médecins homœopathes célèbres, ont répondu vigoureusement à l'attaque. Il s'agissait de statistique du choléra. Les allopathes avaient perdu 61 à 65 pour % de leurs malades, tandis que les homœopathes n'avaient de perte de leur côté que 25 à 28 pour %. « Savez-vous, s'écria l'allopathe, pourquoi l'homœopathie guérit le choléra ? C'est parce que cette maladie guérit toute seule. » — « Mais, répliqua Varlez, si le choléra guérit par les seuls efforts de la nature, pourquoi l'allopathie a été si malheureuse de prendre plus du double de malades que les homœopathes ? » Argument sans réplique.

France.

De toutes les contrées de l'Europe, celle de la France est une des moins avancées en médecine homœopathique. Néanmoins, toutes nos villes comptent plusieurs médecins homœopathes. Cette médecine est appliquée dans plusieurs hôpitaux de France, à Paris et Marseille, entre autres, par des chefs de clinique. La Faculté de Montpellier avait un professeur homœopathe, Damador, dont nous regrettons vivement la perte. Un grand nombre de villages possèdent leur médecin homœopathe. Nos villes principales, enfin, ont une ou plusieurs pharmacies homœopathiques.

Pourquoi la France n'est-elle pas en tête du mouvement scientifique qui entraîne les esprits vers la réforme médicale, malgré le désir exprimé par l'Empereur Napoléon III, reconnaissant des bienfaits qu'il doit à l'Homœopathie ?

L'enseignement officiel s'y est formellement opposé. Mais ce qui est arrivé au professeur Anderson, à Edimbourg, pourrait bien avoir lieu en France, et les récalcitrants d'aujourd'hui pourraient être forcés d'adorer ce qu'ils ont brûlé et de brûler ce qu'ils ont adoré. Les plus grands ennemis de l'Homœopathie sont les allopathes en masse qui répandent partout la calomnie et l'ironie, armes à deux tranchants bien puissantes, à la vérité, pour qui sait s'en servir adroitement, quoique peu loyales, mais bien dangereuses pour celui qui en use imprudemment. L'époque de la conversion générale n'est pas encore venue en France, tant il est vrai de dire qu'il faut un temps moral à tout. La médecine homœopathique est appliquée à l'hôpital Sainte-Marguerite, à Paris et à l'hôpital Beaujon aujourd'hui par un homme très-recommandable, le docteur Teissier. Ses collègues qui avaient d'abord raillé ses croyances, se sont montrés bientôt jaloux de sa réussite. Ils ont manifesté ostensiblement leur haine et porté plainte à l'autorité qui, après avoir constaté les faits, loin de mettre des entraves à une méthode si utile à l'humanité, en a, au contraire, encouragé l'exercice. On a fait une statistique dans tous les hôpitaux de France, et l'on a pu se convaincre facilement que l'on guérissait plus de malades par la nouvelle doctrine que par l'ancienne. On a calculé qu'il mourait plus de 30 p. % de pneumoniques traités par les évacuations sanguines; 15 p. % traités par les méthodes de Brown et de Razori; 5 p. % traités par l'homœopathie. Les autres maladies sont dans les mêmes proportions; toutes les statistiques faites dans la capitale ont été très-favorables à l'homœopathie. La ville de Marseille possède son hôpital homœopathique N.-D. de Refuge. Il compte déjà onze années d'existence. La statistique qui avait donné 6 p. % de mortalité ne donne plus aujourd'hui que 2 p. %. C'est l'honorable et savant M. Chargé qui en est le chef; le même qui fut mandé à Paris par l'Empereur, à l'instigation du ministre de la guerre, le maréchal de Saint-Arnaud, guéri par l'homœopathie d'une maladie que toutes les sommités médicales considéraient comme incurable.

L'Empereur Napoléon et l'Impératrice ont leurs médecins

-homœopathes. Tous les personnages haut placés, tant en France qu'à l'étranger, accordent une pleine et entière confiance à l'homœopathie. La reine d'Angleterre ne veut pas d'autre médecin.

Autorités médicales à citer.

Cette science nouvelle qui a ébranlé la vieille doctrine jusque dans ses fondements, est si pleine de vérité qu'elle a changé la conviction des hommes les plus compétents et les plus capables du monde savant. Nous ne rapporterons ici que quelques autorités scientifiques bien connues. Voyons comment elles s'expriment sur l'Homœopathie. M. Andral, professeur à la faculté de Médecine de Paris, médecin consultant de la Cour, dit : « Sans préjuger la question soulevée (par l'Homœopathie) sur la propriété des agents curatifs de déterminer dans l'organisme les maladies qu'en allopathie l'on se propose de combattre par eux, nous croyons que c'est là une vue qu'appuient quelques faits incontestables et qui, à cause des conséquences qui peuvent en résulter, mérite au moins de fixer l'attention des observateurs. Que l'on répète les expériences(celles d'Hahnemann), il est vraisemblable que l'on verra surgir quelques autres faits aussi authentiques. Qu'un esprit vigoureux médite ces faits : qui sait les conséquences qui en pourraient jaillir? »

Voici comment en parlent le professeur Trousseau et le docteur Pidoux, en expliquant le principe : *Similia...* : « De toute évidence, disent-ils, les phlegmasies locales guérissent souvent par l'application directe des topiques irritants, en produisant une inflammation artificielle qui se substitue à l'inflammation primitive. »

M. Isidore Bourdon, membre de l'Académie impériale de médecine, après avoir analysé les doctrines d'Hahnemann : « Ne peut-on pas, dit-il, conclure qu'Hahnemann que l'on considère comme méconnaissant les principes de l'art, n'a, au contraire, rien avancé qui ne puisse parfaitement s'adapter aux fondements éternels de la médecine hippocratique. »

Le savant Huffilend appelle l'Homœopathie la seule médecine directe.

Les professeurs Marchal de Calvi et Trousseau firent l'éloge de deux thèses qui avaient rapport à l'Homœopathie, soutenues à la faculté de Médecine de Paris.

Broussais lui-même : « L'Homœopathie, dit-il, est appelée à jouer un grand rôle dans les sciences médicales. » Il donna plusieurs consultations homœopathiques et se fesait traiter, en dernier lieu, d'après ce système.

Le professeur Trousseau dit ailleurs : « L'expérience a prouvé qu'une *multitude de maladies* sont guéries par des agents thérapeutiques qui semblent agir dans le même sens que la cause du mal auquel on les oppose. »

Le docteur Munaret, médecin allopathe très-distingué, se sert de granules qui ne sont autre chose que des globules. Il écrivait, à la date du 20 janvier 1852, au président de l'Académie impériale de médecine de Paris, à ce sujet, une lettre fort longue et fort détaillée, dont nous ne rapporterons ici que la substance. Rappelons-nous que le mot granule est synonyme de globule. Pourquoi donc changer le nom de la chose ? M. Munaret fait usage de granules préparées par M. Pelletier, de Lyon. Il assure, dans sa lettre, qu'il guérit d'après la *doctrine homœopathique*, des maladies prétendues incurables. Le succès a dépassé ses espérances. Il rapporte des cas de guérison extraordinaires. « J'ai donné, dit-il, la strychnine pour combattre les constipations opiniâtres, l'aconitine dans la pneumonie, la pleurésie, et, en un mot, dans tous les cas où il y a indication d'antiphlogistiques ; la nux vomica contre la paralysie, la diarrhée, le vomissement ; l'acide arsénieux contre les accès de fièvre ; l'ipéca contre le vomissement nerveux, et ainsi de suite d'un grand nombre de médicaments appliqués convenablement, selon les principes de l'homœopathie. *Ab uno disce omnes.* La déloyauté et la mauvaise foi percent partout.

Personnages célèbres guéris et Lettres authentiques.

Nous aurions de quoi remplir un gros volume si nous voulions citer toutes les guérisons miraculeuses qu'a opérées l'Homœopathie. Nous ne rapporterons que quelques noms très-connus, avec des lettres autographes. Par convenance, nous passerons sous silence les noms des personnages illustres guéris par notre méthode; car je suppose que personne n'est aise qu'on proclame son nom publiquement.

Lettre du Maréchal De Saint-Arnaud, à M. le Comte De Bonneval, Docteur en Médecine, à Bordeaux.

« Paris, 5 mai 1853,

» Monsieur le comte,

» Vous me faites l'honneur de me demander s'il est vrai » qu'atteint dernièrement d'une maladie grave, j'ai dû ma » guérison à l'Homœopathie; en répondant à cette question, » je suis heureux d'acquitter ma dette de reconnaissance et » de rendre hommage à la vérité.

» Depuis quinze ans, les fatigues de la guerre et l'in- » fluence du climat africain avaient jeté dans ma santé un » désordre que mon entrée aux affaires a bientôt porté à son » comble. En passant à Marseille pour me rendre à Hyères, » j'ai consulté M. le docteur Chargé, médecin homœopathe, » dont le savoir et l'amitié m'inspiraient depuis long-temps » une égale confiance. J'avais, je l'avoue, la persuasion que » mon mal était sans remède, mais heureusement j'ai trouvé » dans le docteur Chargé ce qui fortifie le cœur, ce qui ra- » nime la vie; les soins qu'il m'a donnés ont fait rapidement » disparaître tous les accidents et ramené ma santé à un état » normal, que chaque jour voit se raffermir sans aucune » réaction.

» Vous m'exprimez, M. le Comte, le désir de voir ou- » vrir à l'Homœopathie un établissement où elle puisse en- » seigner et appliquer officiellement sa doctrine. Il ne m'ap- » partient pas de traiter ici cette grave et délicate question, » mais j'ai le ferme espoir que la vérité, ce besoin si pres- » sant de tous les esprits sérieux, ne tardera pas à se faire » jour. Mon témoignage énergique et sincère ne fera pas » défaut à l'Homœopathie; je lui dois trop pour ne pas ap- » peler de tous mes vœux tout ce qui peut en étendre la » connaissance et en populariser les bienfaits.

» Recevez, M. le Comte, l'assurance de ma considération » très-distinguée.

» Maréchal DE SAINT-ARNAUD, *signé.* »

Autre lettre du Maréchal De Saint-Arnaud,
à M. J. Saint-Rieul Dupouy.

« Paris, 18 mai 1853,

» Monsieur,

» Il est très-vrai que je dois à l'Homœopathie le retour
» complet à la santé, après avoir vu ma vie très-sérieuse-
» ment compromise par une maladie dont les premières at-
» teintes remontaient à 15 ans.

» Cette guérison est assurément un des faits les plus mar-
» quants et les plus incontestables que la doctrine homœo-
» pathique puisse revendiquer.

» La reconnaissance et la justice me font un devoir de le
» proclamer.

» Déjà, Monsieur, un de vos honorables compatriotes,
» M. le comte de Bonneval, m'a demandé, comme vous,
» s'il était vrai que j'eusse été guéri par la doctrine à la-
» quelle il voue depuis long-temps aussi les plus conscien-
» cieuses sympathies. Il m'exprimait en même temps le
» désir de voir l'enseignement homœopathique entrer libre-
» ment dans des voies officielles qui lui sont jusqu'à présent
» fermées. C'est un point sur lequel je forme assurément
» les mêmes vœux que vous et M. le comte de Bonneval ;
» mais, comme ministre, je n'ai pas d'initiative à prendre.
» Ce n'est pas une raison, Monsieur, pour que mes convic-
» tions restent stériles et inactives. L'Empereur, en appe-
» lant à Paris le médecin éminent et l'excellent ami qui m'a
» sauvé la vie à Marseille, M. le docteur Chargé, a prouvé
» par là que si l'Homœopathie lui paraît être une source de
» bien-être pour la santé publique, il ne permettra pas que
» d'étroites rivalités en paralysent le développement.

» Recevez, Monsieur, l'assurance de ma considération
» distinguée.

» Maréchal DE SAINT-ARNAUD, *signé.* »

Le maréchal Radetzki avait vu se développer à l'angle
interne de l'œil droit une tumeur fongueuse et bleuâtre qui
résista à tous les moyens prescrits par les plus illustres prati-
ciens connus. Le professeur Jœger, oculiste de l'Empereur

d'Autriche, lui déclare son mal incurable. Le professeur Flarer fut du même avis. L'Homœopathie sut trouver dans ses arcanes le moyen de le guérir. C'est l'homœopathe Hartung qui eut cet honneur. Ce fait est rendu authentique par une lettre autographe du maréchal lui-même, écrite à M. Varlez, médecin homœopathe, en Belgique.

« Véroné, ce 13 décembre 1849.

» Monsieur,

» C'est avec plaisir et reconnaissance que je déclare que
» c'est à M. Hartung, médecin homœopathe, que je suis
» redevable de la guérison d'un mal ophtalmique fort sérieux
» et que, me trouvant déjà abandonné par d'autres médecins,
» c'est à cet art que je dois la vue, sinon la vie. On peut voir
» les détails de la maladie sur la *Gazette Universelle Ho-*
» *mœopathique* de 1841.

» Recevez, Monsieur, l'expression, etc.

» *Signé,* RADETZKI. »

CONCLUSION.

Et maintenant de tout ce qui précède que devons-nous conclure? deux doctrines sont en présence; l'une a pour elle le temps et les errements que la routine a consacrés; question de date, aveuglement intéressé. La deuxième semble née d'hier, ou plutôt elle a existé en même temps que l'autre; elle est demeurée dans les ténèbres, si bien enfouie qu'il a fallu un génie pour la faire sortir du cahos, la produire au jour, la créer. Elle renverse l'ancien système, et celui-ci se débat en vain sous ses puissantes étreintes. A bout de ressources, écrasé par les faits, il a recours aux piéges les plus grossiers. Il veut maintenir debout le dieu vermoulu qui tombe en poussière sous les coups impitoyables de la logique et des faits dont l'évidence ne peut pas être niée. Mais il tombera, parce qu'il n'a point en lui ce qui fait vivre, la vérité. Le temps que l'allopathie a pour elle donnera lui aussi sa sanction à l'Homœopatie; seulement il la lui donnera éclairée, et par conséquent plus forte, plus morale. Nous en sommes, dans l'intérêt même de la science, à nous féliciter de la persécution; l'épreuve n'est redoutable qu'à celui qui peut avoir à craindre. Nous ne reviendrons pas sur nos arguments; nous avons discuté les objections; le lecteur a pu juger par lui-même. C'est à son tribunal, nous l'avons dit dès le principe, que nous nous en remettons; mais nous ne quitterons pas la plume sans lui dire encore une fois: *Défiez-vous.* L'intérêt, l'égoïsme, cette plaie de notre siècle est trop vivace pour qu'il n'agisse point, quand même; pour qu'il n'essaie pas d'étouffer sous ses cris la vérité qui perce malgré ses détracteurs. Pour nous, si nous avons pu, faisant table rase de l'erreur, arriver à ce roc dont parle Descartes, apporter à la construction de l'édifice notre pierre, quelque légère qu'elle soit, nous nous croirons récompensés de nos faibles efforts. La conscience d'avoir fait le bien n'est pas sans quelque prix à nos yeux.

L'ignorance, la haine, la passion, la colère pourront jeter l'insulte à Hahnemann, mais l'humanité le bénira. On ne peut se défendre d'un sentiment d'admiration pour la personne de ce grand homme, à qui l'on peut reprocher d'avoir eu le tort d'étonner son siècle par l'ensemble si complet de ses découvertes, d'avoir franchi d'un seul bond du génie, d'avoir rempli d'une seule vie d'homme, l'espace, qu'à notre allure ordinaire, nous n'eussions peut-être parcouru que dans plusieurs siècles. Etrange aberration de l'intelligence humaine !

Je regrette vivement de n'avoir pu rapporter ici tous les noms des personnes atteintes de maladies, dites incurables, par l'allopathie, et qui sont aujourd'hui radicalement guéries par l'Homœopathie.

M. ROUQUETTE, tonnelier, rue des Filatiers, 25, — guéri d'une douleur aux reins, existant depuis 18 mois, et d'une luxation au poignet depuis 2 ans.

Mme MOULIS, rue des Trois-Mulets, 17, — guérie d'un cancer en 5 mois.

Mme LAURENT, rue Saint-Antoine du T, 2, — nous sommes parvenu à arrêter un vomissement très-opiniâtre chez son enfant par une simple potion homœopathique.

Mme SENS, rentière, rue du Rempart-Saint-Etienne, 22, — guérison d'une phthisie pulmonaire chez son enfant.

M. Cotton, propriétaire, rue des Cimetières-Saint-Aubin, 5, — guérison d'un rhumatisme de 15 mois.

Mme Soulié, rue Saint-Jacques, 1, — guérison d'un rhumatisme. — Son mari guéri d'une fièvre cérébrale.

Mme Blanc, rue des Forgerons, 1, — guérie d'un rhumatisme ancien.

M. Mory, chez Duprat, rue Bonaparte, 14, — guérison d'une paralysie.

Mlle Frèche, maîtresse de pension, rue des Cimetières-Saint-Aubin, 5, — guérie d'une fluxion de poitrine chronique qui lui arrachait, la nuit, des douleurs vives et aiguës.

Mme Pradal, chez M. Dutour, allée des Zéphyrs, 11, — guérie d'une hydropisie.

M. Magnan, contrôleur à la douane, rue des Lois, 9, — guéri de fièvres intermittentes rebelles et d'un rhumatisme général.

Mme Paulet, rue des Lois, 1, (café Louis), — guérie d'une paralysie à l'œil droit.

M. Bernys, rue Perche-Peinte, 24, — guéri d'un rhumatisme de 12 ans et d'une constipation opiniâtre.

Mlle Fayette de Mans, rue du Peyrou, 18, — guérie d'un dérangement de matrice.

M. Eugène Vinzel, faubourg Arnaud-Bernard, 37, (maison Durand), — guéri d'une gastrite chronique.

Mme Guilho, rue des Couteliers, 29, — guérie d'un rhumatisme ancien.

M. Berchoud, officier en retraite, Boulingrin-Saint-Etienne, maison veuve Byla, — guéri d'une surdité.

Mme Blanc, propriétaire, rue des Lois, 9, — guérie d'accès de fièvres intermittentes qui avaient résisté au sulfate de quinine.

Je ne nommerai pas les personnes que j'ai guéries ailleurs de ces maladies toujours prétendues incurables, attendu qu'on ne pourrait se procurer directement des renseignements auprès d'elles.

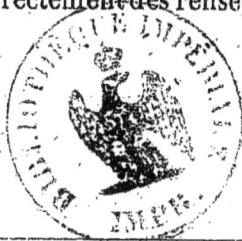

Toulouse, Imp. de Froment Fils, rue Louis-Napoléon, 15.